O cólon incorrigível corrigido por irrigação medicamentosa

Escrito por: Oscar. Botto Schellberg

Schellberg Colonic Irrigation appartus

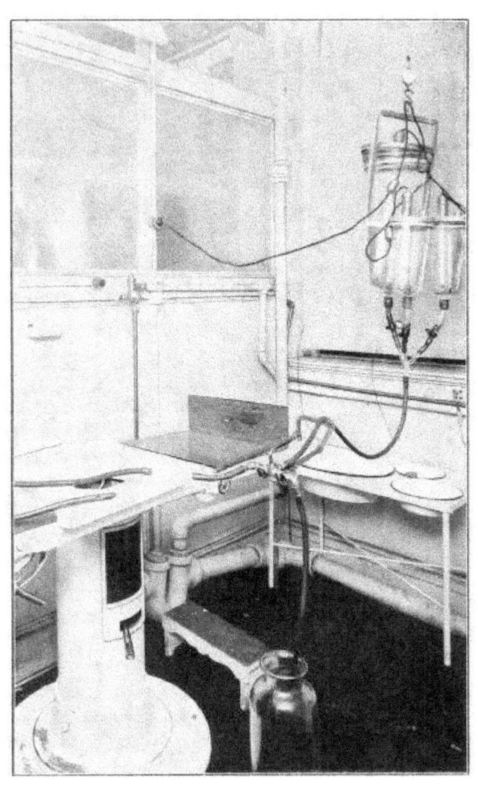

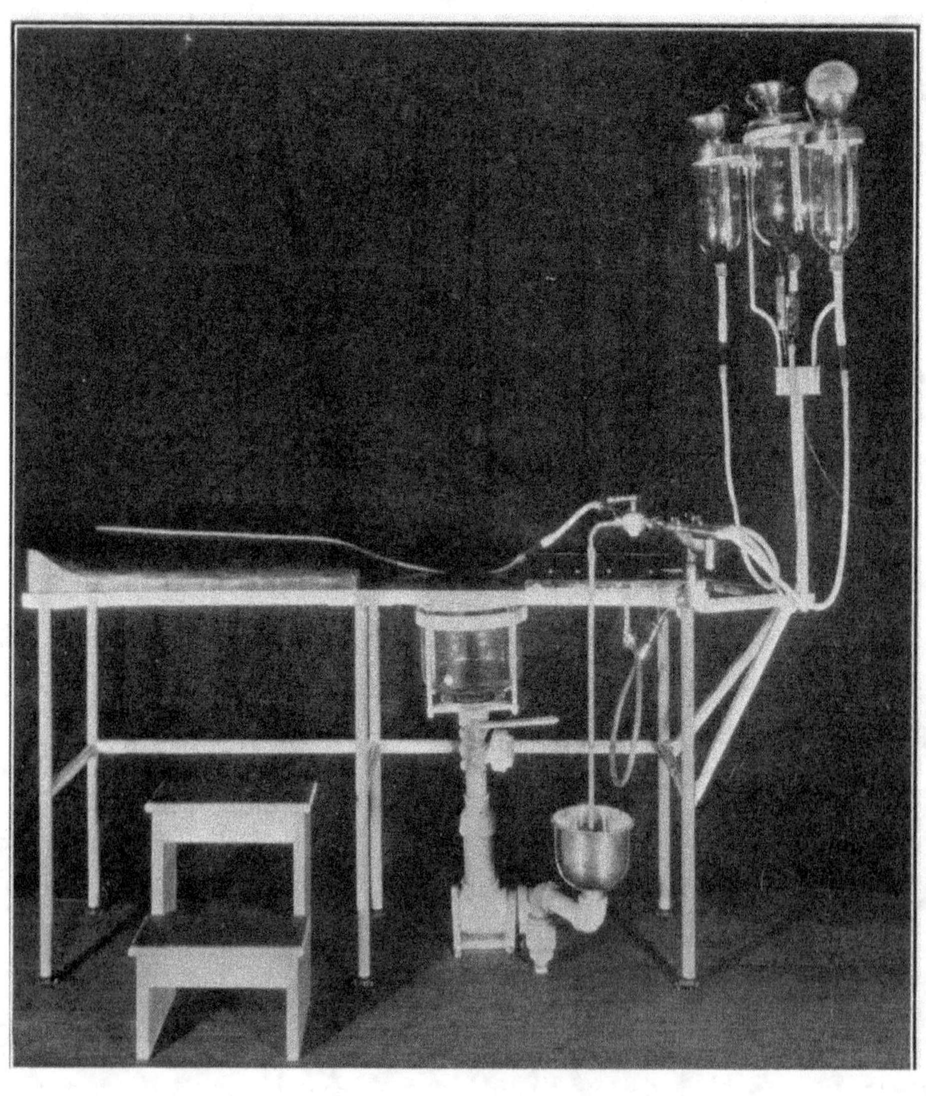

Ao nascer, o mecónio ou o conteúdo intestinal do feto é praticamente estéril. Só depois de decorrida a maior parte do dia é que as bactérias começam a aparecer no canal alimentar do bebé. As condições que rodeiam o recém-nascido têm uma grande influência na determinação do número e da variedade dos organismos que, a partir desse momento, têm acesso ao trato digestivo através da boca ou do ânus. Se o clima for quente ou se o ambiente

do bebé for impuro, o crescimento será, naturalmente,
mais exuberante do que quando prevalecem condições
opostas. Depois de a lactação se ter estabelecido e o
conteúdo intestinal do recém-chegado estar impregnado
de leite, o número de bactérias no canal digestivo
aumenta rapidamente. Por volta do terceiro dia após o
nascimento, pode ser detectado o bacilo bífido - um
anaeróbio obrigatório, de carácter fermentativo.

Este bacilo actua sobre a lactose e outros açúcares,
formando ácido em quantidades consideráveis, mas não
dá origem a gás. O bacilo coli encontra-se desde cedo na
válvula ileo-cecal e no ceco, bem como no cólon. É
notório que os intestinos dos bebés alimentados
artificialmente produzem uma variedade muito maior de
flora do que aqueles que são alimentados pelo método

natural. Quando o indivíduo atinge a maturidade, a flora

bacteriana do intestino grosso é constituída, na sua

maioria, por bacilos aeróbios liquidificantes - tanto do tipo

formador de esporos como do tipo não formador de

esporos - juntamente com um número limitado de

bactérias anaeróbias. A presença destes organismos é,

evidentemente, perfeitamente normal quando

permanecem no seu local adequado, mas é importante

perceber - citando a expressão de Kendall - que "os

organismos intestinais normais são 'oportunistas',

potencialmente capazes de se tornarem invasivos sempre

que as barreiras que normalmente são suficientes para

limitar o seu desenvolvimento ao lúmen do canal

alimentar se tornem prejudicadas, dando origem a

infecções endógenas". Devemos lembrar também que o

intestino é constantemente invadido por organismos

estranhos do mundo exterior, e é a sua presença que induz alterações nas bactérias intestinais normais e modifica as suas actividades. "Organismos intestinais normais, ou tipos indistinguíveis deles por métodos comuns de estudo, podem multiplicar-se com exuberância anormal através de condições incomuns, estender seu habitat e expulsar algum organismo existente, levando eventualmente a atividades anormais no canal alimentar que podem ser prejudiciais ao hospedeiro." Assim, vemos que, desde a infância até à velhice, o intestino é um campo de batalha onde se desenrola uma luta incessante entre a população nativa e o invasor estrangeiro. Além disso, é evidente que o estado da flora intestinal é um dos factores mais importantes que influenciam a saúde e que determinam mesmo a duração da própria vida. Há mais de um quarto de século, Jacobi observou que os intestinos possuem não só a força propulsora a que chamamos peristaltismo, mas também um movimento inverso ou anti-peristaltismo, um impulso que ocorre a intervalos regulares sempre que o ceco tem um conteúdo líquido. Cannon mais tarde fez um estudo especial deste peristaltismo reverso como ocorre em gatos, e mais recentemente, extensas observações de raio-x foram feitas por Case em seres humanos. Estes movimentos reversos rítmicos são interrompidos a intervalos regulares por um peristaltismo descendente, mas é apenas a ação da válvula ileo-cecal que impede que o conteúdo do ceco seja forçado para trás no intestino delgado sempre que ocorre o peristaltismo reverso. Nos intervalos entre as ondas de retrocesso, no entanto, a válvula relaxa, de modo que parte do conteúdo intestinal pode passar para o ceco. Esta ação parece ser largamente instrumental para agitar o material líquido e espalhá-lo sobre a superfície do ceco e do cólon ascendente, favorecendo assim a absorção de fluido e a formação e secagem do resíduo intestinal que está a ser passado para baixo em direção ao gui. Para além do peristaltismo descendente e inverso, o ácido carbónico e outros gases que são gerados no trato digestivo através da ação de fermentos bacterianos sobre o amido, a celulose e materiais semelhantes actuam como um poderoso estímulo à atividade muscular do cólon. No ceco normal, estes gases produzem uma constante distensão e contração do órgão, que continua ao longo de todo o comprimento do cólon. No seu estado normal, todo o comprimento do cólon é caracterizado por ligeiras depressões ou bolsas nas quais a massa do conteúdo intestinal é pressionada pela ação peristáltica e pela força dos gases presentes no intestino, de modo que o líquido é constantemente absorvido e a sua consistência muda continuamente à medida que avança através do cólon. A compreensão destes factos torna fácil perceber por que razão a manutenção de uma boa drenagem de todo o trato alimentar é tão essencial para a saúde e para um metabolismo adequado. Dada a presença constante de bactérias fermentativas e putrefactas, a ação do peristaltismo e a estrutura do tubo do cólon, tudo o que interfira, mesmo que minimamente, com a expulsão regular dos produtos residuais do processo digestivo terá, praticamente, resultados muito graves. As evacuações incompletas e pouco frequentes do intestino podem ser causadas por divertículos ou por um aumento do tamanho dos sacos normais do cólon. Se estes sacos forem suficientemente profundos, as fezes podem acumular-se neles e a sua passagem pode ser gravemente atrasada ou completamente impedida. A

acumulação de uma grande quantidade de resíduos num

tal beco sem saída pode dar origem a um estado de cólera

crónica, uma vez que o peristaltismo é muito dificultado e

pode mesmo provocar obstrução, enquanto todo o

intestino pode ser arrastado para baixo, dando origem a

enteroptose e angulação, ou mesmo produzindo

enterospasmo. Tudo isto aumentará os obstáculos no

caminho da corrente fecal através da parte afetada do

intestino. Se estas bolsas forem longas e estreitas, a sua

ação é muito semelhante à das aderências bandulares, de

modo que podem causar obstrução por pressão direta

sobre o intestino ou um maior ou menor grau de

estrangulamento. A hérnia da mucosa pode formar-se em

diferentes partes do intestino devido à cedência da

camada muscular, diminuindo assim as forças de

propulsão da parede e favorecendo a impactação até se verificar um abaulamento acentuado no local afetado.

Estes sáculos são mais frequentemente encontrados nas secções do cólon onde é provável que haja flacidez, como no ceco, no cólon transverso e na flexura sigmoide (Gant). Qualquer aumento de pressão no interior do intestino, qualquer enfraquecimento do tónus muscular da parede como um todo, de facto, quaisquer que sejam as causas que possam atuar para enfraquecer a parede em qualquer ponto, oferecerão uma oportunidade para uma protrusão hernial e darão origem a divertículos ou sáculos. Dada uma série de bolsas resultantes de uma fraqueza relativa da parede intestinal e contendo material fecal e, possivelmente, corpos estranhos, podemos prever facilmente as várias linhas de desenvolvimento patológico que estes divertículos poderão seguir. Há dois aspectos a ter em conta: o fator mecânico e o elemento bacteriológico ou tóxico. Qualquer massa fecal que não seja expelida periodicamente tenderá a inspirar e tornar-se-á igualmente um nidus para a flora bacteriana de várias espécies e virulência; e isto, combinado com a rotação mecânica das concreções, provocará quase inevitavelmente algum tipo de reação inflamatória. Assim, podemos esperar encontrar hiperplasia fibrosa, com o resultado habitual de contracções do tecido recém-formado. Se os organismos presentes forem muito virulentos, é provável que se verifique uma inflamação aguda ou ulceração, podendo mesmo ocorrer gangrena. Em casos mais ligeiros, é provável que a ulceração resulte na formação de abcessos locais crónicos, um processo do qual as aderências são uma sequela inevitável (Lynch). As vítimas de divertículos são frequentemente - de facto, normalmente obesas, porque nestes doentes há um desenvolvimento excessivo dos apêndices epiplóicos e também de gordura sob a camada serosa do intestino, o que diminui a resistência da parede a qualquer pressão adicional que possa ser exercida. Estas bolsas são, pela mesma razão, muito menos frequentes em indivíduos jovens (Hurst). De acordo com Pfahler, as constrições do cólon são mais susceptíveis de ocorrer nas flexuras hepática, esplénica e sigmoide, embora possam ocorrer em qualquer local. O carcinoma é especialmente suscetível de ocorrer na flexura sigmoide, no ceco e no reto e, quando presente, limita-se normalmente a uma área relativamente pequena na fase inicial. Os primeiros sintomas do carcinoma são muitas vezes ignorados; a passagem de uma pequena quantidade de muco sanguinolento, na ausência de hemorróidas ou de lesões benignas do reto, deve levantar imediatamente a suspeita. Quando se coloca a questão da malignidade, todos os esforços para desobstruir o intestino devem ser prosseguidos com a máxima cautela e a condição exacta deve ser esclarecida através da utilização de exposições radiográficas. Qualquer interferência com a drenagem do cólon conduzirá a algum tipo de perturbação intestinal, pelo que é óbvio que a manutenção de uma drenagem adequada é uma questão da maior importância. Como as bactérias colonizam o cólon da mesma forma que o fazem nas placas de ágar, qualquer foco putrefacto de infeção bacteriana pode ser um fator determinante na produção de doenças sistémicas. Alguns destes microrganismos putrefactivos produzem um exsudado na parede intestinal, formando o que designei por aderências intestinais. A matriz destas aderências é constituída por fibrina, muco e células linfáticas, encontrando-se nas malhas da fibrina numerosas células pequenas e redondas e alguns polimorfonucleares que, quando corados, contêm estreptococos e estafilococos em cultura quase pura.

Estas aderências, auxiliadas por angulação ou espasmo do cólon, podem distorcer o cólon em todo o tipo de formas, produzindo bolsas de várias dimensões, bem como constrições capazes de causar estrangulamento grave. Case, que realizou um extenso trabalho de raios X sobre anomalias e doenças do cólon, é uma autoridade na afirmação de que se pode deduzir do trabalho de Eastman, Hertzler e Jackson, particularmente deste último, o facto de ser possível a existência de extensas aderências do cólon como resultado de estase intestinal crónica, mesmo quando não conseguimos obter qualquer história que aponte para a existência de qualquer inflamação intestinal anterior. A ideia de que a catarse drena o sistema não é correcta. O fluido é acelerado através do tubo digestivo antes de poder ser absorvido, roubando assim ao organismo os fluidos necessários. Por conseguinte, após a utilização de catárticos, verificamos que a gravidade específica da urina é elevada e que a quantidade evacuada é reduzida. A irrigação do cólon, associada aos catárticos, compensa este estado, uma vez que, após a irrigação, este órgão absorve uma grande quantidade de líquido. Isto aumenta o volume da urina, e o aumento de líquido pode ser notado na circulação pela plenitude do pulso após as irrigações. Provavelmente, não há nenhuma parte do corpo que requeira mais cuidado e atenção do que o cólon, e é igualmente provável que nenhuma outra parte do corpo tenha sido tão uniformemente negligenciada. Mais do que isso, autoridades muito eminentes - a mais conspícua talvez seja Sir Arbuthnot Lane - declararam que o cólon é um órgão supérfluo e ultrapassado, que só existe para causar problemas, e cuja total extirpação da economia humana só pode resultar em benefício para aquele que o perde. Outra escola de estudiosos das funções digestivas, tendo comparado cuidadosamente os comprimentos relativos dos cólons de diferentes géneros de animais, declara agora que os dos herbívoros são muito mais compridos do que os dos carnívoros; que o cólon humano é relativamente tão comprido como o do cavalo e muito mais comprido do que o do tigre de Bengala; por conseguinte, é evidente que o homem é, ou deveria ser, vegetariano e que, se voltar à sua dieta natural, todos os seus problemas de cólon acabarão rapidamente.

No entanto, ainda há quem, depois de ter prestado bastante atenção ao assunto, continue a acreditar que o cólon pode ser "reformado" e, com os devidos cuidados e tratamento, voltar à sua condição original de inofensividade e eficiência. Embora muitas doenças tenham indubitavelmente a sua origem no cólon, isto não significa que se trate de um órgão supérfluo, mas sim que o utilizámos mal e o negligenciámos, esquecendo completamente a sua grande importância na economia humana. A produção de venenos bacterianos no tubo digestivo e a sua absorção na corrente sanguínea ou no sistema genito-urinário dá origem a uma longa série de doenças. Se conseguirmos encontrar um meio de esvaziar esta incubadora bacteriana e de a manter livre de infecções, teremos percorrido um longo caminho para "reformar" o cólon.

Qualquer tentativa de desobstrução da parte inferior do tubo digestivo deve pressupor um conhecimento completo da anatomia e da fisiologia, não só das partes diretamente envolvidas, mas também de toda a região abdominal. Para além destes conhecimentos, é necessário ter também uma compreensão profunda das reacções químicas de qualquer solução ou outra medida terapêutica a utilizar. E mesmo depois de tudo isto ter sido completamente adquirido, é ainda necessário dominar a técnica operatória e tornar-se possuidor de uma habilidade e destreza manual que só resultam de uma longa e variada experiência. O meu objetivo, neste momento, é descrever uma técnica de irrigação do cólon concebida para satisfazer as necessidades que delineei nos parágrafos anteriores e explicar os passos através dos quais o cólon - mesmo quando gravemente doente - pode ser restaurado à sua função e vigor naturais. O equipamento que utilizei nos últimos três anos representa o desenvolvimento gradual de uma experiência muito longa, e a sua atual eficiência é o resultado de muitas experiências e tentativas para resolver uma vasta gama de problemas.

O meu instrumento mais importante é um tubo de ceco de cinquenta polegadas - cinquenta French - equipado com uma ponta pontiaguda, com a forma de uma concha. Esta ponta afunilada, quando passada lentamente para o canal intestinal, escorregará de quaisquer dobras que possa encontrar, sendo a extremidade flexível para se dobrar em ângulos agudos, enquanto o corpo do tubo, sendo mais rígido, torna possível levantar o cólon. São necessários vários outros tubos, uma vez que temos de ter tanto o pequeno como o grande, e estes também têm de ser macios e flexíveis para preparar o caminho para o tubo rígido do ceco. O tubo do ceco é rígido quando é novo, mas torna-se macio com a esterilização e, quando se utiliza um grande número de tubos, a sua flexibilidade aumenta. O irrigador é constituído por uma grua giratória, uma estrutura construída para conter três tanques de vidro (um de três galões e dois de dois litros), um pequeno tanque para solução anti-séptica e outro para conter culturas bacterianas. Cada tanque está equipado com uma tampa e com lâmpadas eléctricas para manter a solução a uma temperatura fixa, e os termómetros estão pendurados nas tampas para registar a temperatura da solução no fundo dos tanques. Um tubo de vidro de quatro pinos está ligado por tubos de borracha a torneiras que estão ligadas aos três tanques. Um longo tubo de borracha comunica com o tubo de vidro inferior que, por sua vez, está ligado a uma válvula de três vias. Uma das extremidades da válvula de três vias é perpendicular e tem dois pés de tubo de borracha para sucção, transportando o fluxo de saída para uma garrafa grande. A outra extremidade, que aponta paralelamente ao doente, está equipada com um dispositivo de rotação do tubo, ligado por meio de um tubo de borracha a um tubo de vidro reto utilizado para ligar o tubo rectal. Existe também um ponto de observação onde se pode assistir ao retorno. A válvula de três vias assenta num braço rebatível fixado a uma mesa de operações especial equipada com um autoclismo e uma taça de vidro com luz

eléctrica para facilitar a inspeção e a medição da descarga

intestinal. Após uma experiência de mais de dez anos,

descobri que a utilização alternada de soluções feitas

pelas fórmulas seguintes, que se revelam mais

satisfatórias:

Primeiro dia:

Solução num depósito de três galões

Clorozeno 0,05%, temperatura 37°C.

Solução em tanque pequeno

Collene 1 a 8.000, temperatura 50°C.

Segundo dia:

Solução num depósito de três galões

Clorozeno 0,05%

Solução em tanque pequeno

Duas colheres de chá da seguinte solução para um litro de

água:

Ácido fosfórico a 85% 3 drams

A. clorídrico (C. P.) 6 drames

Permanganato de potássio 1 drams

Água destilada suficiente para fazer um galão.

Temperatura 50°C.

Terceiro dia:

Solução num depósito de três galões

Clorozeno 0,05%

Misturar: Carbonato de sódio, 1 grama para o litro

Solução em tanque pequeno

Chinosol 1-20.000

Misturar: Fosfato de sódio 2 onças

Temperatura 50°C.

Quando se utiliza terebintina, querosene ou qualquer substância oleosa, misturar com ictiol, que forma uma emulsão. Ao desacoplar o tubo rectal, este pode ser aplicado com uma seringa grande de borracha dura. Uma solução de emetina (3 grãos para um litro) deve ser usada em dias alternados com quinino (100 grãos para um litro) quando se deseja destruir parasitas, incluindo ameba.

É impossível descrever a posição anatómica variável dos diferentes defeitos dos órgãos viscerais. Podemos enumerar em coloptose: Ceco grande e flácido; cólon ascendente dilatado; cólon transverso atrofiado; redundância do cólon transverso; cólon descendente com sigmoide causando angulação retardada das flexuras esplénica e hepática e do sigmoide; insuficiência ileo-cecal; atonicidade marcada; e dilatação do íleo terminal com dilatação do duodeno e do estômago acompanhada de ptose marcada.

Esta última condição pode existir com ou sem aderências externas, mas nunca sem uma grande quantidade de fezes e gases. A flora encontra-se juntamente com outros micróbios putrefactivos. A gastroenteroptose exige um alívio imediato, o que pode ser conseguido através da utilização hábil de tubos rectais, juntamente com soluções anti-sépticas e uma cultura virulenta de B. acidophilus.

No tratamento da gastroenteroptose ou coloptose, colocar o doente na posição lateral esquerda ao iniciar a irrigação. Só quando o cólon está em transposição é que se deve começar com o doente deitado sobre o lado direito. Com o tubo rectal completamente cheio com a solução do reservatório grande, e tendo muito cuidado para que todo o ar seja expelido, prender o tubo perto da extremidade com uma pinça de esponja e lavar o reto com uma solução de soda salina e cloreto de cal. Lubrificar o reto e a extremidade do tubo com vaselina esterilizada, introduzir a ponta no reto, retirar a pinça e deixar entrar no reto cerca de 6 a 10 onças de solução; aplicar o corte e deixar sair o gás e a matéria fecal; repetir este processo até o reto estar limpo. Dilatar o intestino e começar a apalpar o caminho com a sonda. Nunca tente avançar a sonda sem que a água esteja a correr. Quer possa avançar ou não nesta altura, feche o fluxo e deixe o líquido sair. Volte a dilatar e procure uma abertura. Desta forma, irá levantar as pregas e dilatar os ângulos para que a sonda possa ser avançada, uma vez que os resultados dependem da passagem do instrumento para o ceco.

Por vezes, há uma grande quantidade de resíduos a remover, tanto das bolsas grandes como das pequenas, e estes resíduos podem mesmo conter sementes de melancia ou material semelhante, quando estão fora de época. Num caso, um doente ficou violentamente doente depois de comer uma melancia e, a partir daí, negou a si próprio o fruto. Oito meses mais tarde, retirei as sementes de melão de uma grande bolsa no seu cólon transverso. A pressão da água empurra o intestino para a frente e permite o avanço do tubo. Quando a solução é extraída, o intestino volta a cair sobre o tubo. A solução deve ser novamente activada e o tubo deve avançar para além da dobra anterior. Nem sempre é este o caso, mas é uma situação comum na ptose e quando existem tais pregas. É necessário aprender a distinguir entre fezes e intestinos sentindo com a sonda, e quando a sonda está a correr em linha reta, a fazer ângulos, a voltar ao intestino ou a passar por uma angulose paralela O intestino deve ser preparado para a passagem da sonda rígida para o ceco, para que possa tomar a forma de um íman, a ponta no ceco. Nesta posição curvada, o tubo empurra o cólon transverso para cima e coloca todo o órgão numa boa posição de drenagem. A passagem de um tubo rectal através do cólon rompe as aderências intestinais e dilata os ângulos, destruindo mesmo as aderências externas à superfície do lúmen. A dilatação do intestino com a solução, ao esticar o lúmen, ajuda muito a quebrar as aderências externas. Nunca encontrei uma estenose intestinal, para além das produzidas por operações cirúrgicas ou malignidade, que não se devesse a uma constrição causada pela colonização de bactérias putrefactas que tinham produzido espasmos ou aderências intestinais.

A solução no tanque grande mantida a 37°C. não arrefece nem excita a ação peristáltica e é de grande ajuda na limpeza do intestino. A colocação do tubo para a aplicação da solução a alta temperatura no reservatório pequeno estimula a circulação e a ação muscular e, quando aplicada no ceco, causa contração e produz resultados notáveis ao provocar fortes ondas cecais que transportam a solução e os resíduos para o reto. O cólon é limpo sem desconforto para o doente. A solução a 50°C. tem um efeito de limpeza e tónico no cólon e distribui os anti-sépticos por toda a superfície. É nesta fase do tratamento que se obtêm os resultados mais significativos, pois a drenagem é estabelecida e as ondas peristálticas do tubo digestivo começam a atingir os seus terminais, o ceco e o reto, induzindo a ação dos órgãos secretores.

Comprimidos catárticos compostos, um ou mais administrados diariamente, alternando, quando necessário, com óleo de rícino, uma onça e meia, grãos de mentol, três, tintura de iodo, dez, misturados, revelar-se-ão um auxiliar útil.

Após dez dias ou duas semanas de tratamento diário, pode esperar-se um estado bastante bom dos intestinos, favorável à implantação de B. acidophilus. Só obtive bons resultados com estas implantações quando os intestinos foram previamente preparados com anti-sépticos. Após a preparação, o valor terapêutico do B. acidophilus é muito grande para aliviar a inflamação, eliminando grandes quantidades de resíduos que consistem em secreções orgânicas e entrelaçamento intestinal. A cor das fezes muda para amarelo e o odor torna-se menos ofensivo. Seguindo esta condição, não só a cor e o odor das fezes mudam, como também a eficiência da digestão aumenta. Quando a dieta é regulada, não haverá partículas de alimentos não digeridos. A comida foi tão bem actuada que, quando misturada com água, forma uma solução perfeita. Não há dúvida de que isto se deve indiretamente à alteração da flora. O B. acidophilus não é inflamatório e, da mesma forma, não possui qualidades combativas capazes de destruir o crescimento de outros organismos. A sua ação no tubo digestivo é neutra, permitindo assim que as forças combativas do corpo actuem sobre as bactérias infecciosas.

Após o tratamento anti-sético diário do intestino, são administradas pílulas de calomelanos ou catárticos compostos à noite, com um frasco de citrato de magnésia pela manhã, e o paciente recebe uma irrigação de água estéril a 36°C. do tanque grande e atingindo o ceco, se possível. A água é então fechada e a drenagem é permitida, após o que uma solução de dez onças de dextrose ou lactose contendo cerca de quatro a seis biliões de B. acidophilus a 50°C. é colocada no ceco a partir do tanque pequeno. O tubo é retirado para o reto e a água esterilizada do tanque grande é aplicada até o doente se queixar de desconforto. Para verificar as ondas peristálticas do ceco, permitir que o doente expulse o líquido injetado. Depois de o intestino ficar calmo, administrar uma planta rectal de quatro onças da mesma quantidade de bactérias, à mesma temperatura que a planta do ceco, colocando o doente durante vinte minutos sobre o seu lado direito. Esta planta deve ser conservada. A irrigação e a implantação devem ser continuadas durante três dias seguidos, depois de dois em dois dias durante pelo menos dez implantações; depois duas vezes por semana durante dez implantações; depois uma vez por semana, conforme necessário. O doente não deve sentir qualquer choque ou fraqueza durante o tratamento, para além do efeito psicológico. Por vezes,

verifica-se um estado de repouso relaxado, mas os órgãos

vitais em funcionamento, especialmente o coração, são

estimulados. A aplicação de soluções quentes ou de ictiol

em casos de esclerose arterial, de lesões cerebrais ou de

insuficiência cardíaca deve ser efectuada com prudência e

discernimento, pois é preciso ter em conta que este

tratamento é estimulante.

Relatos de casos.

I. Caso do Dr. W. H. Tompkins. Sra. W. L. B., 50 anos;

examinada em 22 de junho de 1921. Queixava-se de

exaustão, indigestão e prisão de ventre. O estômago

estava ptosado, com a curvatura maior duas polegadas

abaixo do umbigo; o cólon apresentava uma ptose

marcada, com um grande descaimento no transverso e no sigmoide, e estava também angulado na flexura esplénica. O ceco era grande e o íleo terminal, que estava dilatado, apresentava peristaltismo reverso. Todo o cólon estava marcadamente atónico. Retroversão do útero. O exame da flora intestinal revelou um grande número de B. aerogenes capsulatus, estreptococos, estafilococos e B. coli. A partir de 22 de junho de 1921, foram efectuados doze tratamentos com soluções anti-sépticas e vinte implantações pelo método de Shellberg, durante um período de três meses e meio. No final deste período, a flora do cólon não apresentava estreptococos, os estafilococos, os aërogenes capsulatus e os bacilos do cólon estavam reduzidos em número, enquanto se verificava um bom crescimento de B. acidophilus. 1 de março de 1922 - após ausência no Canadá - as culturas do cólon mostraram um crescimento considerável de acidophilus, alguns bacilos do cólon e estafilococos, e alguns B. aëro- genes capsulatus. A obstipação estava praticamente ausente; a drenagem do cólon era boa. O exame físico nesta altura, após uma irrigação, mostrava um excelente estado geral sistémico. A bolsa no cólon transverso estava quase desaparecida e a tração dos ligamentos redondos tinha puxado o útero para cima e todos os outros órgãos flácidos tinham sido praticamente restaurados para as suas posições normais.

II. Caso do Dr. A. J. Walscheid. J. W., cinquenta e sete anos. O doente tinha um aspeto macilento e exausto e fez uma história que apresentava um quadro típico de neurastenia. Há anos que sofria de obstipação, mas até há seis anos não apresentava sintomas gástricos marcados. Desde então, tem tido eructações gástricas, meteorismo, flatulência, borborigmo e perturbações da digestão. Como os seus dentes estavam em mau estado, foi naturalmente sugerida uma autointoxicação de origem bucal. A urinálise revelou uma perturbação acentuada do metabolismo induzida por falta de concentração urinária devido a anemia e toxemia. A gastroptose estava presente com uma ptose decidida do cólon e uma válvula ileo-cecal patente. Diagnóstico. Colite crónica; autointoxicação com neurastenia; gastroenteroptose. Após irrigação do cólon pelo método de Shellberg, o estado foi relatado como se segue: Gastroenteroptose com estase de sangue devido à anulação do cólon. O sigmoide estava pousado abaixo da crista ilíaca; angulação acentuada da flexura esplénica; acentuada redundância do cólon transverso, com angulação da flexura hepática; ceco grande e flatulento;

atonia acentuada. O íleo terminal foi dilatado e uma grande quantidade de fezes retidas foi removida do sigmoide. O ângulo da flexura esplénica também foi dilatado e o tubo passou para o cólon transverso, do qual foram removidas massas de fezes contendo coágulos de sangue oculto. O exame da flora intestinal, em 31 de janeiro de 1922, revelou numerosos estafilococos e alguns estreptococos, bacilos do cólon, B. aërogenes capsulatus e bacilos gram-positivos. Foram administrados 20 tratamentos pelo método de Shellberg, completados por uma medicação constituída por extrato suprarrenal e tiroide com lecitina. A 28 de fevereiro, a digestão era boa, o meteorismo e o borborigmo tinham desaparecido, a flatulência ocorria raramente; o estado geral melhorou muito, "muita vitalidade". Shellberg relatou uma boa drenagem do cólon, e o cólon transverso contraiu-se e elevou-se três polegadas. A angulose desapareceu. Uma grande quantidade de revestimento intestinal foi removida durante os tratamentos. 10 de março de 1922, estado geral excelente; o sopro cardíaco anémico tinha desaparecido e houve um aumento de dez libras no peso desde o início do tratamento. A medicação foi interrompida, mas foi ordenada a continuação das irrigações do cólon, com implantes de acidophilus uma vez por semana, complementados por acidophilus tomado por via oral. Um caso típico de gastroenteroptose com caquexia, que cede facilmente a um tratamento adequado.

REFERÊNCIAS.

Case, J. T.: X-ray Investigation of the Colon. Surg., Gynec. and Obst., 19:581, 1914. Gant, S. G.: Constipation, Obstipation and Intestinal Stasis. 2ª ed. W. B. Saunders, 1916. Harley, V., e Goodbody, F. W.: The Chemical Investigation of Gastric and Intestinal Diseases. E. Arnold, 1906. Hurst, A. H.: Constipation and Allied Intestinal Disorders. 2ª ed. H. Fronde, 1919. Kellogg, J. H.: Colon Hygiene. Good Health Pub. Co., 1916. Kendall, A. I.: Bacteriology; General, Pathological and Intestinal. 2ª ed., Lea and Febiger, 1921. Lea and Febiger, 1921. Lynch, J. M.: Diseases of the Rectum and Colon. Lea and Febiger, 1914. Pfahler, G. E.: Adhesions and Constrictions of the Bowel; Their Demonstration and Clinical Significance [Aderências e Constrições do Intestino; Sua Demonstração e Significado Clínico]. J. A. M. A., 59:1770; 16 de novembro de 1912.

Números:

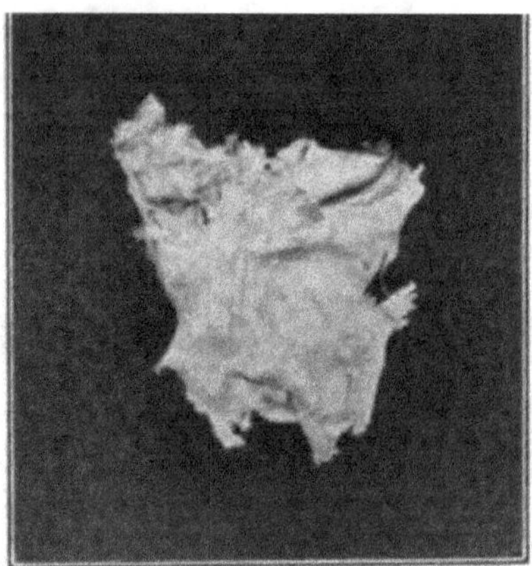

Fig. 1. Membranous mass removed from a diverticulum
showing a heavy growth of staphylococci. Patient
suffering from coloptosis. Large dilated cecum. This
patient was treated for ten years for dermatitis
herpetiformis involving the entire body, the symp-
toms of which have now entirely disappeared.

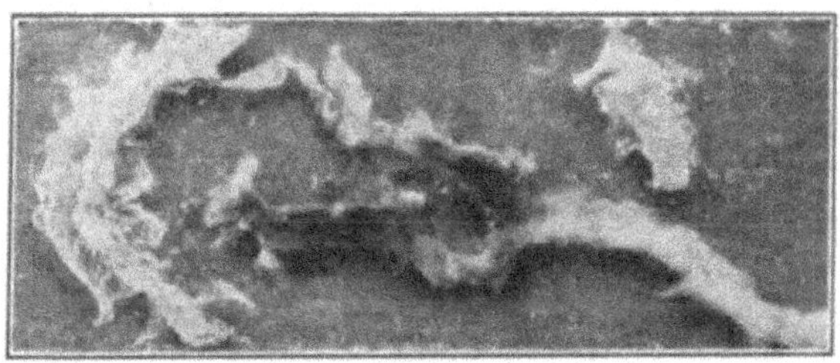

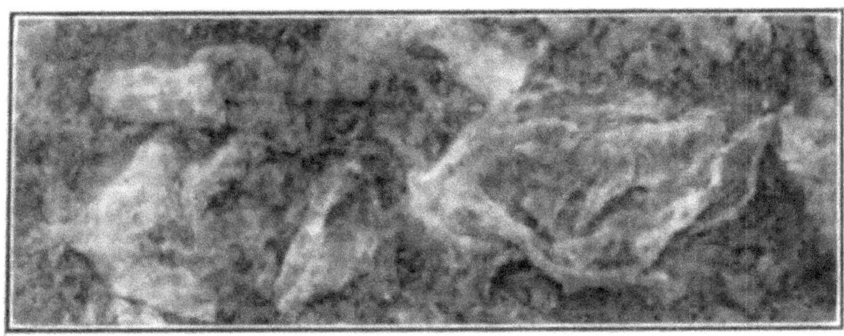

FIG. 3. Membrane and feces removed from a large
pocket in the transverse colon following ten treat-
ments including the application of ichthyol.

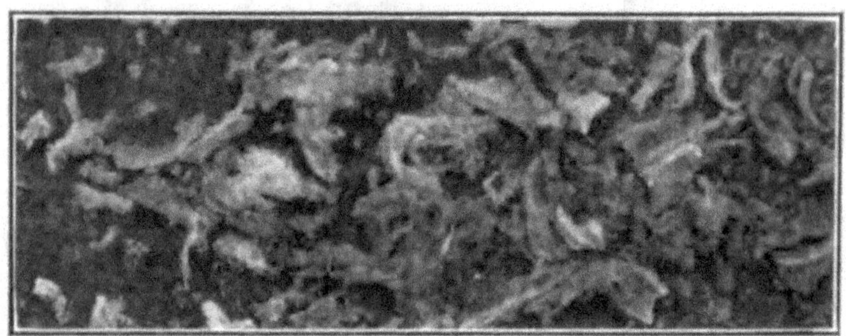

FIG. 4. Specimen removed from same patient following the fourth plant of *B. acidophilus*. Note the breaking down of the membrane.

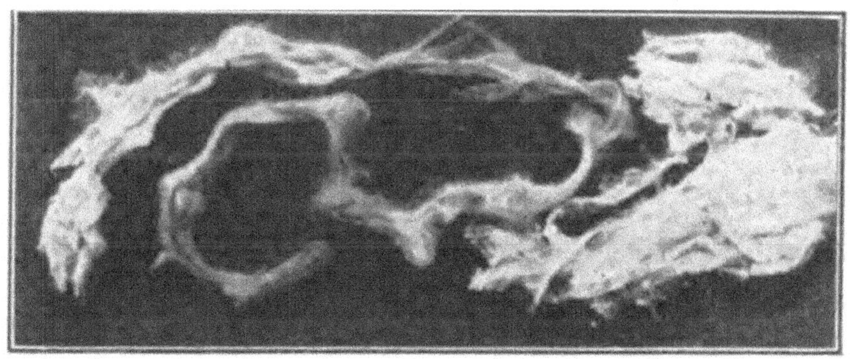

FIG. 5. Intestinal interlining adhesions causing a partial constriction removed from a fold in the sigmoid following clean-up and the fourth implantation of *B. acidophilus* in a patient suffering from coloptosis.

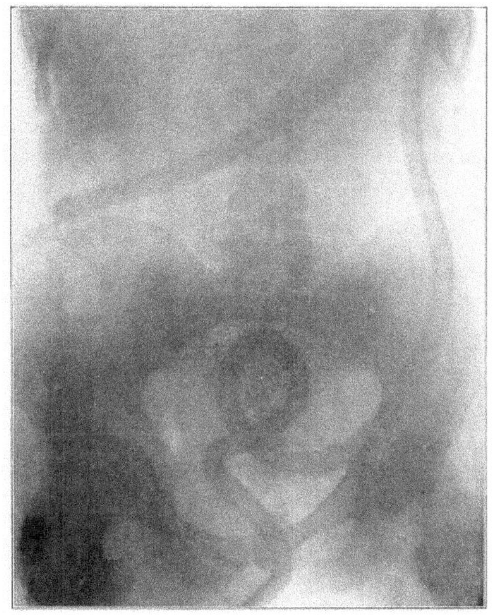